BEI GRIN MACHT SICH IHR
WISSEN BEZAHLT

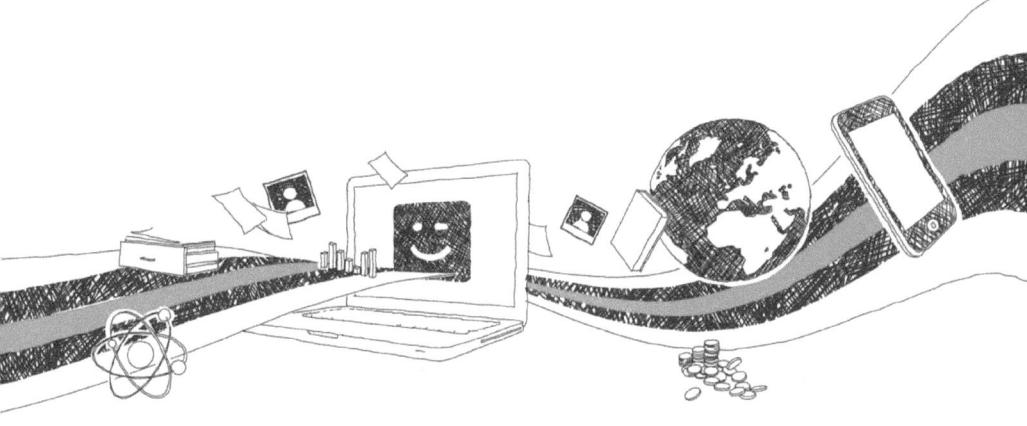

- Wir veröffentlichen Ihre Hausarbeit,
  Bachelor- und Masterarbeit

- Ihr eigenes eBook und Buch -
  weltweit in allen wichtigen Shops

- Verdienen Sie an jedem Verkauf

Jetzt bei www.GRIN.com hochladen
und kostenlos publizieren

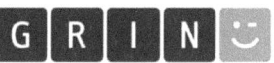

Bibliografische Information der Deutschen Nationalbibliothek:

Die Deutsche Bibliothek verzeichnet diese Publikation in der Deutschen National-bibliografie; detaillierte bibliografische Daten sind im Internet über http://dnb.d-nb.de/ abrufbar.

Dieses Werk sowie alle darin enthaltenen einzelnen Beiträge und Abbildungen sind urheberrechtlich geschützt. Jede Verwertung, die nicht ausdrücklich vom Urheberrechtsschutz zugelassen ist, bedarf der vorherigen Zustimmung des Verla-ges. Das gilt insbesondere für Vervielfältigungen, Bearbeitungen, Übersetzungen, Mikroverfilmungen, Auswertungen durch Datenbanken und für die Einspeicherung und Verarbeitung in elektronische Systeme. Alle Rechte, auch die des auszugsweisen Nachdrucks, der fotomechanischen Wiedergabe (einschließlich Mikrokopie) sowie der Auswertung durch Datenbanken oder ähnliche Einrichtungen, vorbehalten.

Impressum:

Copyright © 2017 GRIN Verlag, Open Publishing GmbH
Druck und Bindung: Books on Demand GmbH, Norderstedt Germany
ISBN: 9783668497771

Dieses Buch bei GRIN:

http://www.grin.com/de/e-book/371747/magersucht-ursachen-fakten-und-folgen-einer-modekrankheit

Alexa Dietscher

Magersucht. Ursachen, Fakten und Folgen einer Modekrankheit

Wie gefährlich kann der Schlankheitswahn sein?

GRIN Verlag

GRIN - Your knowledge has value

Der GRIN Verlag publiziert seit 1998 wissenschaftliche Arbeiten von Studenten, Hochschullehrern und anderen Akademikern als eBook und gedrucktes Buch. Die Verlagswebsite www.grin.com ist die ideale Plattform zur Veröffentlichung von Hausarbeiten, Abschlussarbeiten, wissenschaftlichen Aufsätzen, Dissertationen und Fachbüchern.

Besuchen Sie uns im Internet:

http://www.grin.com/

http://www.facebook.com/grincom

http://www.twitter.com/grin_com

Magersucht - eine Modeerkrankung?

Schriftliche Arbeit im Seminarkurs 2017

„Ernährung und Nahrung"

vorgelegt von:

Alexa Dietscher (KS1)

Inhaltsverzeichnis

1. Einleitung 3

2. Daten und Fakten: Magersucht als Krankheit 4

2.1 Warum isst der Mensch? 4

2.2 Was ist Magersucht? 4

2.3 Epidemiologie 5

2.3.1 Krankheitsverhältnis Mann : Frau 5

2.3.2 Zahlen 5

2.4 Symptome 5

2.5 Folgeschäden 6

2.5.1 Körperliche Folgeschäden 7

2.5.2 Seelische Folgeschäden 7

2.6 Behandlungsmöglichkeiten 8

3. Ursachen: Magersucht - eine Modeerkrankung? 9

3.1 Definition: Modeerkrankung 9

3.2 Die Magersucht – von früher bis heute 10

3.3 Biologische Faktoren 11

3.4 Familiäre Faktoren 12

3.5 Psychologische Faktoren 12

3.6 Ursachen im Zusammenhang mit Medien 13

3.6.1 Schönheitsideal 14

3.6.2 Im Zusammenhang mit TV 14

3.6.3 Im Zusammenhang mit Zeitschriften 17

3.6.4 Im Zusammenhang mit dem Internet 18

4. Fazit: Magersucht eine Modeerkrankung? 20

5. Literaturverzeichnis 21

1. Einleitung

„Sie sucht den perfekten Apfel. 100 Gramm muss er haben. Vollkommen muss er sein, sie legt einen nach dem anderen auf die Waage. Sie läuft durch die Süßwaren-Abteilung zur Kasse. Sie hat es wieder geschafft. Nicht mehr als ein Apfel und Kaugummi landen auf dem Band. Glücksgefühl."[1]

So sieht oftmals der Alltag von unzähligen Mädchen aber auch einigen Jungs aus. Für viele andere hingegen ist dies ein unvorstellbarer Alltag. Den Meisten ist es nämlich egal, ob ein Apfel 100 Gramm oder 200 Gramm wiegt, für sie ist es normal in der Süßwaren-Abteilung etwas zu kaufen und sie sind weder glücklich noch fühlen sie sich allein mit Apfel und Kaugummi satt. Hinter diesem Alltag der Erkrankten steckt meistens mehr als nur der zunächst „perfektionierte" Einkauf – es sind die Sorgen um das eigene Gewicht und Aussehen, die ständige Angst vor der Zunahme. Letztendlich handelt es sich hierbei um die Krankheit „Magersucht". Eine Krankheit, die uns heutzutage viel zu häufig in den Medien begegnet, zum Beispiel berichten Reportagen, TV-Sendungen und Artikel über Menschen, die sich auf nur noch 35 Kilo gehungert haben, Models und Schauspieler(innen), die ebenfalls an Magersucht erkrankt sein sollen.

Das Ziel dieser Seminararbeit mit dem Thema „Magersucht – eine Modekrankheit" ist es, zu klären, was unter dem Begriff Magersucht überhaupt zu verstehen ist, welche Symptome und vor allem welche Folgen auftreten. Zudem wird kurz auf Behandlungsmöglichkeiten eingegangen, um einen Weg aus dieser Krankheit zu finden.

Der wohl wichtigste Punkt der Seminararbeit ist aber die Aufklärung der Ursachen dieser Krankheit. Dabei werde ich mich insbesondere auf den Einfluss von verschiedenen Medien und dem daraus resultierenden heutigen Schönheitsideal „dünn entspricht schön" konzentrieren, aber auch auf andere Einflüsse wie Familie, Bildung etc. eingehen. Es soll durch die Seminararbeit darauf aufmerksam gemacht werden, wie schlimm diese Krankheit für den Betroffenen ist und wie tief deren Ursachen wirklich sind.

Zum Thema „Ernährung und Nahrung" ist mir bereits zu Beginn der Arbeitszeit häufig der Gedanke gekommen, mich mit dieser Krankheit zu beschäftigen. Da die Thematik Magersucht ein sehr aktuelles und präsentes Thema (vor allem in den Medien) ist und ich es äußerst interessant finde, was die Ursachen eines solchen Hasses gegenüber dem Essen sein können.

---

[1] http://www.bento.de/gefuehle/erfahrung-mit-magersucht-wie-ich-die-krankheit-erlebt-habe-1022036/, (Abruf v. 20.04.2017)

2. Daten und Fakten: Magersucht als Krankheit

2.1 Warum isst der Mensch?

Essen ist lebensnotwendig und gehört, ebenso wie das Trinken, zu den Grundbedürfnissen des Menschen: „Im Körper finden laufend Auf-, Ab- und Umbauprozesse statt. Für diese Vorgänge und die damit im Zusammenhang stehenden Funktionen (wie Wachstum, Erhalt der Körpertemperatur, Atmung oder Muskelarbeit) benötigt der Körper Energie. Diese wird durch den Abbau bestimmter Nährstoffe (Kohlenhydrate, Fette, Eiweiße) bereitgestellt."[2]

Jedoch ist Essen heutzutage vielmehr als nur den Hunger nach Nährstoffen zu stillen. Es ist ein Ausdruck des Lebensstils, in dem eine Familie oder Kollegen gemeinsam essen, somit die Zugehörigkeit zu einer Gruppe demonstrieren und Gedanken aussprechen, sich austauschen und auch Probleme besprechen. Essen, wenn man Hunger hat - aufhören, sobald man satt ist. Essen könnte so einfach sein und trotzdem haben viele Menschen in unserer heutigen Überflussgesellschaften Schwierigkeiten, „normal" zu essen. Viele essen, auch wenn sie keinen Hunger haben, denn Essen ist mit unseren Gefühlen verbunden. Essen kann glücklich machen, kann trösten und kann helfen Stress und Spannung abzubauen. Bestimmten Menschen, vor allem Jugendlichen in der Zeit der Pubertät, kann es aber passieren, dass sie beim Essen „eigene Wege" gehen, d.h. sie essen nur fettarm oder kalorienarm, verzichten beispielsweise auf Lebensmittel wie Nudeln, Kartoffeln oder ähnliches, konsumieren nur noch Minimengen oder Mahlzeiten werden komplett weggelassen. Dies alles ist keine Seltenheit. Wenn man jedoch nicht aufpasst, kann dieser „eigene Weg", ganz schnell der Weg in die Magersucht sein.

2.2 Was ist Magersucht?

Die Magersucht gehört zu den psychosomatischen Erkrankungen aus der Gruppe der Essstörungen, welche durch starken, selbst verursachten Gewichtsverlust, z.B. durch Vermeidung der Speisen mit vielen Kalorien oder extremer körperlicher Aktivität, gekennzeichnet ist. Was durch eine große Angst vor dem Zunehmen und einer gestörten Körperwahrnehmung, d.h. sie fühlen sich - selbst bei extremen Untergewicht - zu dick, verstärkt wird. „Der starke Gewichtsverlust ist zwar das augenfälligste Symptom einer Magersucht, letztlich ist er aber nur das äußerlich sichtbare Anzeichen einer tiefgreifenden seelischen Störung."[3] Die korrekte medizinische Bezeichnung für Magersucht ist Anorexia nervosa. Der Zusatz nervosa, weist darauf hin, dass es sich eben um eine psychosomatische Krankheit handelt. „Anorexia" kommt aus dem Griechischen, „anorektein", was so viel wie „Appetitlosigkeit" bedeutet. Dies ist eigentlich eine Fehlbeschreibung, denn das

---

[2] https://www.gesundheit.gv.at/leben/ernaehrung/info/warum-essen-wir (Abruf v. 28.04.2017)
[3] http://www.netdoktor.de/krankheiten/magersucht/ (Abruf v. 28.04.2017)

Problem ist nicht mangelnder Appetit, sondern das Unterdrücken des vorhandenen Hungergefühls.[4] Magersucht hat einen suchtähnlichen Charakter, denn der Drang zu hungern ist für die Betroffenen unwiderstehlich.

2.3 Epidemiologie

2.3.1 Krankheitsverhältnis Mann : Frau

Magersucht ist eine Krankheit, die hauptsächlich Frauen und Mädchen betreffen. Jungen machen nur einen Anteil von 10 % der Betroffenen aus, jedoch erkranken auch diese zunehmend an Magersucht. Bei den meisten der insgesamt 0,3 – 1,0 % erkrankten Mädchen und jungen Frauen beginnt die Magersucht in der Pubertät.

2.3.2 Zahlen

Magersucht ist „zwar die bekannteste, aber nicht die häufigste Essstörung."[5] 100.000 Menschen in Deutschland leiden an Magersucht. Am häufigsten beginnt die Krankheit mit einer harmlosen Diät, 90 % der weiblichen Teenager wollen abnehmen und bereits 36 % aller 7 bis 15 Jährigen haben eine Diät gemacht. Typischerweise tritt Magersucht erstmals in der frühen Jugend auf. Die Altersgrenze verschiebt sich jedoch stetig weiter nach unten. Mittlerweile tritt Magersucht bereits bei Kindern auf. Das höchste Risiko zu erkranken, haben Mädchen und junge Frauen im Alter von 14 bis 24 Jahren. 2012 waren in Deutschland rund 7.000 Menschen betroffen, wovon 70 an den Folgen der Erkrankung gestorben sind. Insgesamt fordert die Magersucht mit einer Sterberate von 15-20 % mehr Opfer als jede andere psychosomatische Krankheit. Bei der Magersucht braucht man ein gewisses Durchhaltevermögen, denn nur selten lässt sich diese Krankheit in den ersten zwei Jahren heilen. Durchschnittlich dauert es über sechs Jahre bis die erkrankte Person geheilt ist. Letztendlich kann man sogar sagen, dass die Krankheit nur bei etwa 50 % vollständig und dauerhaft geheilt wird. Bei 20 % nimmt die Krankheit einen chronischen Verlauf und bei 30 % entwickeln sich Folgekrankheiten wie beispielsweise Depressionen.

2.4 Symptome

Es gibt fünf Kriterien durch die internationale Klassifikation psychischer Störungen (ICD 10) für die Diagnose einer Magersucht.

Das erste Kriterium ist starkes Untergewicht. Dieses wird mit Hilfe des Body Mass Index (BMI) beurteilt. Zur Berechnung braucht man das Körpergewicht in Kilogramm und die Körpergröße in Metern. Bei Erwachsenen gilt ein BMI von 17,5 oder weniger als Kriterium für eine Magersucht. Im Gegensatz zu Erwachsenen ist es bei Kindern und Jugendlichen kein alleiniges Kriterium. Es

---

[4] Vgl. http://www.figurbetont.com/magersucht/ (Abruf v. 28.04.2017)
[5] Anke Nolte: *Essstörungen – Hilfe bei Anorexie, Bulimie und Binge-Eating*, Berlin, 2013, S.31

muss anhand von Wachstumskurven beurteilt werden, diese sind bei Jungen und Mädchen unterschiedlich.

Das zweite Kriterium ist, das selbstständige Herbeiführen des Untergewichts. Indem die Erkrankten zunächst kalorienhaltige Speisen oder Lebensmittel weglassen und deshalb, bevorzugt Obst, Gemüse, Vollkornbrot und Diätkost essen. Viele werden sogar zu Vegetariern. Zudem verbieten sie sich meist Ungesundes wie Kuchen, fettreiches Essen oder Süßigkeiten. Dies wird zusätzlich durch eine übertriebene, zwanghafte körperliche Aktivität verstärkt.

Das dritte Kriterium ist die Körperbildstörung. Darunter ist zu verstehen, dass selbst wenn die Betroffenen ihr Körpergewicht auf ein Minimum reduziert haben, sie sich selbst trotzdem noch als „fett" oder „unförmig" wahrnehmen. Sie haben einen regelrechten Hass gegen ihren eigenen Körper.

Das vierte Kriterium ist eine hormonelle Störung. Bei den Frauen wirkt sich dies beispielsweise folgendermaßen aus, dass die Periode ausbleibt oder sich die Schilddrüsenwerte verändern.

Und das fünfte und letzte Kriterium ist die Verzögerung der Abfolge der pubertären Entwicklungsschritte zu Beginn der Pubertät. Beispielsweise stellt sich bei manchen die Monatsblutung eventuell gar nicht erst ein und es kann zu einer eine Wachstumsstörung kommen, was bedeutet, dass magersüchtige Jugendliche häufig kleiner sind als der gleichaltrige Rest der Bevölkerung.

Zudem gibt es zwei Typen der Magersucht. Bei der restriktiven Magersucht wird das niedrige Gewicht allein durch Hungern und eventuellen Sport verursacht, während bei der aktiven oder bulimischen Form zusätzlich zu Maßnahmen wie Erbrechen, Benutzung von Abführmitteln oder anderen Medikamenten gegriffen wird.[6] Wie mir eine Betroffene erzählt hat, nahm sie in ihrer „schlimmsten Zeit" bis zu 30 Mal Abführmittel am Tag ein.

2.5 Folgeschäden

Viele denken, dass die Magersucht nur dafür sorgt, dass der Körper an Masse verliert. Dies ist aber leider nur die halbe Wahrheit. Es fehlen dem Organismus dadurch wichtige Nährstoffe und Energie, ohne diese Körper und Seele nur noch auf Sparflamme arbeiten können. Wie schwerwiegend die Folgen für die körperliche und seelische Gesundheit sind, hängt davon ab, wie stark die Magersucht ausgeprägt ist. Zusätzliche Probleme können durch Erbrechen, Missbrauch von Medikamenten oder Essanfälle auftreten. Zudem sind die Folgen davon abhängig, wie jung der/die Betroffene ist, wie viel er wiegt und wie schnell abgenommen wurde.

---

[6] Vgl. Almut Zeeck: *Essstörungen – Wissen was stimmt*, Freiburg, 2008, S. 16-18

2.5.1 Körperliche Folgeschäden

Das niedrige Gewicht wirkt sich auf den gesamten Stoffwechsel und alle Organe aus, egal ob Herz, Leber, Niere oder Gehirn.

Der Stoffwechsel wird heruntergefahren, denn der Körper ist zum Überleben programmiert und wenn die Nährstoffzufuhr unterbunden wird und der Hormonhaushalt beeinträchtigt ist, schaltet der Körper nach und nach alles aus, was nicht zum Überleben benötigt wird. Vor allem niedrige Kaliumwerte sind bedrohlich, da sie Herz-Kreislauf-Störungen verursachen und die Nieren in Mitleidenschaft ziehen. Wenn die Betroffenen zudem zu wenig trinken, kann es im schlimmsten Fall sogar zu einem Nierenversagen führen. Der Puls, der Blutdruck sinken ab, insbesondere in der Nacht, und das Blut fließt folglich langsamer durch die Adern, was ein natürlicher Energiesparmodus des Körpers ist. Dies kann zu vermehrten Wassereinlagerungen führen, welche am Herzen oder im Gehirn lebensgefährlich sein können.

Weitere typische Folgen sind trockene Haut, brüchiges und ausfallendes Haar, ständiges und leichtes Frieren und eine herabgesenkte Körpertemperatur. Vor allem die Hände und Füße sind kalt und teilweise blau gefärbt. Der Grund für diese Symptome liegt darin, dass das Hungern die Temperaturregelung des Körpers durcheinander bringt und mit dem fehlenden Körperfett gibt es keine wärmende Schicht, die vor Kälte von außen schützt.

Eine zusätzliche Folge und Schutzmaßnahme des Körpers von fast einem Drittel der Magersüchtigen ist eine flaumartige Körperbehaarung, die wie wärmendes Fell wirkt. Auch ist bei einer Erkrankungsdauer über mehrere Jahre Osteoporose die Folge. Dies ist eine Verringerung der Knochenmasse und der Knochendichte. Dafür sind unter anderem der beeinträchtigte Hormonhaushalt als auch die geringe Calcium und Vitamin D Zufuhr, verantwortlich – dieser Knochenschwund ist nicht mehr rückgängig zu machen.[7] Die hormonellen Störungen beeinträchtigen auch die Fruchtbarkeit, allerdings möchten die meisten Magersüchtigen auch nicht schwanger werden. Die größte aller Folgen ist die akute Lebensgefahr: Das Risiko zu sterben ist für Magersüchtige zehnmal höher als für die Normalbevölkerung. Dabei sterben die meisten Erkrankten an zusätzlich aufgetretenen Infektionen, Herz-Kreislauf-Versagen oder Suizid.[8]

2.5.2 Seelische Folgeschäden

„Hungern macht nicht nur körperlich sondern auch seelisch krank."[9] Denn wer hungert, kann sich nicht konzentrieren, kann schlecht schlafen, fühlt sich schwach und ist gereizt. Es stellt sich möglicherweise ein Gefühl der Hoffnungslosigkeit und Schuld ein. Gleichzeitig verstärkt die Magersucht den Zweifel am Selbstwert und am Gefühl der eigenen Selbstständigkeit. Die

---

[7] Vgl. Prof. Dr. Elisabeth Pott: *Essstörungen Information*, Köln, 2010, S. 43/44
[8] Vgl. Almut Zeeck: *Essstörungen – Wissen was stimmt*, Freiburg, 2008, S.119-123
[9] Prof. Dr. Elisabeth Pott: *Essstörungen Information*, Köln, 2010, S.44

Betroffenen merken, dass sie von der Magersucht abhängig sind. Zudem können Veränderungen des Eiweißstoffwechsels bei kohlenhydratarmer Ernährung möglicherweise die Übertragung zwischen den Nervenzellen im Gehirn und somit die Stimmung verändern. Dies führt nicht nur zu depressiven Verstimmungen, Selbstmordgedanken und auch zu Zwangsstörungen, was sich zum Beispiel in Essritualen und krankhafter Kalorienzählerei zeigt. Zudem ist der/die Magersüchtige freudlos, seine Stimmung ist gedrückt und Betätigungen, die Spaß machen, lehnen diese grundsätzlich ab.[10]

2.6 Behandlungsmöglichkeiten

Ein gesundes Essverhalten und eine Gewichtszunahme haben bei der Behandlung der Magersucht oberste Priorität. Neben der Behandlung der akuten Symptome geht es in der Therapie auch um die Bewältigung psychischer Schwierigkeiten. Das sind zum Beispiel Probleme mit dem Selbstwertgefühl, mit Kontakt zu anderen und mit Selbstständigkeit.

Aus diesem Grund sollte ein gutes Behandlungsprogramm, sowohl ambulant als auch stationär, immer aus verschiedenen Bausteinen bestehen und ruht im Wesentlichen auf fünf Säulen. Dies sind die medizinische Behandlung oder Überwachung der körperlichen Folgen, die Ernährungstherapie, die Psychotherapie und die Behandlung der Begleiterscheinungen unter Einbeziehung der Familie.

Die Magersucht wird meistens zunächst im Krankenhaus für mehrere Wochen stationär behandelt, insbesondere wenn das Körpergewicht unter 75 % des Normalgewichts liegt die körperliche Verfassung lebensgefährlich ist oder Suizidgefahr besteht. Hier besteht der Vorteil darin, dass eine Distanz zum Alltag und zur Familie eine Entlastung für alle ist. Zudem fällt es Patienten im stationären Rahmen oft leichter, klare Essensvorgaben zu akzeptieren. Allerdings besteht hier das Problem, dass Magersüchtige sich mit Umbrüchen sehr schwer tun und deswegen nach ihrer Entlassung besonders gefährdet sind, einen Rückfall zu bekommen.

Zu Beginn der Therapie sollten die Betroffenen zwischen 500 und 1000 Gramm pro Woche zu zunehmen. Ab einem BMI von 15 kg/m^2 kann man versuchen, die Behandlung ambulant durchzuführen. Wird hierbei jedoch über einen Zeitraum von drei bis sechs Monaten keine Gewichtszunahme erreicht, muss der Betroffene zurück in die Klinik.

Neben der Gewichtszunahme muss auch der Auslöser der Krankheit erkannt und dagegen angegangen werden. Auch muss die Familie, die häufig mit der Situation überfordert ist, mit einbezogen werden.

---

[10] Vgl. Prof. Dr. Elisabeth Pott: *Essstörungen Information*, Köln, 2010, S.44/45

Da die Magersucht eine hartnäckige Krankheit ist gilt es, sich keine Ziele zu setzten. Man kann nicht schon nach wenigen Wochen oder Monaten ein unauffälliges Essverhalten erwarten. Erst einmal sollte man schon zufrieden sein, wenn der Betroffene das Gewicht halten kann.[11]

3. Ursachen: Magersucht - eine Modeerkrankung?

Wenn Magersucht auf eine Ursache zurückzuführen wäre, könnte man sie wahrscheinlich viel leichter behandeln und verhindern. In der Wirklichkeit lässt sich keine einzelne eindeutige Ursache finden. Vielmehr gibt es eine ganze Reihe von Risikofaktoren, die bei der Entwicklung der Magersucht eine Rolle spielen – körperliche, gesellschaftliche und psychische Faktoren. Treten diese Risikofaktoren gehäuft auf, können sie zu einer erhöhten Anfälligkeit für Magersucht führen.

Es gibt vier Risikogruppen:

1. Mädchen und Frauen aus der Ober- und Mittelschicht.

2. Jugendliche, die sich in der Pubertät befinden.

3. Überdurchschnittlich intelligente, strebsame und perfektionistische Menschen, die unter hohem Leistungsdruck stehen, wie Beispiel einem Studium oder dem Abitur.

4. bestimmte Berufsgruppen wie Models und Leistungssportler, die Sportarten ausüben, für die ein schlanker Körperbau von Vorteil ist oder bei denen eine Einteilung in Gewichtsklassen vorliegt.

3.1 Definition: Modeerkrankung

Die offizielle Definition der Modeerkrankung lautet: „Als Modeerkrankungen werden Erkrankungen mit häufig unscharf definierten Symptomen verstanden, die wie eine Mode räumlich oder zeitlich begrenzt gehäuft auftreten."[12] Ursachen dafür entsprechen häufig dem Lebensgefühl einer Zeit, das heißt Modeerkrankungen sind Trends unterworfen, die von der Gesellschaft abhängig sind. Dies wird besonders durch Medien präsentiert, in denen diese Trends immer wieder eine Rolle spielen und dadurch jedem ins Gedächtnis gerufen werden. Die Krankheit kann durch solche Trends verstärkt werden.

Im Bezug auf die Magersucht ist das vorherrschende Schönheitsideal der momentane Trend, an den man sich anzupassen versucht. Bei Untersuchung der Ursachen der Magersucht, versuche ich herauszufinden inwiefern der Trend des Schönheitsideals und der Einfluss der Medien schuld am Ausbruch der Krankheit Magersucht ist.

[11] Vgl. http://www.netdoktor.de/krankheiten/magersucht/ (Abruf v. 23.05.2017)
[12] Vgl. https://de.wikipedia.org/wiki/Modekrankheit (Abruf v. 24.05.2017)

3.2 Die Magersucht – von früher bis heute

Eine erste Beschreibung des Krankheitsbildes Magersucht findet sich im Mittelalter. Die Erkrankte war die im Jahre 1245 geborene Prinzessin Margaret von Ungarn. Diese begann auf Grund familiärer Konflikte zu fasten und bis zur vollkommenen Erschöpfung zu arbeiten.[13]

1689 wurde von Richard Morton dann der erste medizinische Bericht über Magersucht verfasst. Er beschrieb zwei Patienten, „die an einer nervlich bedingten Auszerrung litten, welche den Schwund von Körpergewebe zur Folge hatte"[14]. Dadurch ermöglichte er eine erste Auseinandersetzung mit der Krankheit. Weitere Fallberichte häuften sich dann nach 1900.

Es dauerte noch eine ganze Weile, bis die Ursachen der Magersucht erkannt wurden. Noch 1914 nahm der Mediziner Simmonds an, dass die Magersucht in Zusammenhang mit einer Erkrankung der Hypophyse erscheint.

In der Folge, am Ende des 19. Jahrhundert, definierten Sir William Gull aus England und Ernest-Charles Lasegue aus Frankreich etwa zeitgleich die Magersucht erstmals im heutigen Sinn und prägten den heutigen Begriff der Anorexia nervosa. Beide betonten die Psychogenese dieser Krankheit. Durch ihre Beschreibung wurde die Magersucht als eine medizinisch, relevante Krankheit wahrgenommen.

Daraufhin wurde sie ein Thema für die Öffentlichkeit. Einige Untersuchungen geben Hinweise darauf, dass die Anzahl neuauftretender Fälle zwischen den 1950er und -70er Jahren in den westlichen Industrieländern deutlich zunahm. In den 70ern begannen die Medien erstmals, über junge Frauen zu berichten, die sich weigerten zu essen. Jedoch wurde damals noch nicht aufgezeigt, wie schlimm die Folgen sein können.[15]

Auch heute noch ist Magersucht ein zentrales Thema in den Medien. Regelmäßig findet man magersüchtige Models oder Filmstars auf den Titelblättern der Boulevardpresse, oder sie sind zum Gegenstand einiger TV- Sendungen geworden. Dadurch ist die Krankheit Magersucht nicht mehr das was sie einmal war: eine heimliche, unbekannte und oft unerkannte Erkrankung.

Die Anzahl der an Magersucht Erkrankten steigt seit den 1970ern kontinuierlich an. Auffällig ist heutzutage zudem auch, dass die Häufigkeit einer Erkrankung, vor allem in den westlichen Industriestaaten (wie USA und Deutschland) sehr hoch ist. In Ländern der Dritten Welt kommt die Magersucht im Vergleich hingegen nur selten vor und nimmt erst zu, wenn es zu einer Konfrontation mit Medien kommt.

---

[13] Vgl. http://andreas-woeller.de/anorexia_nervosa.htm (Abruf v. 24.05.2017)
[14] Butcher, James N., Mineka, Susan, Hooley, Jill M.: *Klinische Psychologie*, München, 2009, S. 379
[15] Vgl. http://web4health.info/de/answers/ed-anorexia-history.htm (Abruf v. 24.05.2017)

3.3 Biologische Faktoren

Die Erforschung der genetischen Einflüsse auf Essstörungen steckt noch in der Anfangsphase, ist jedoch in den letzten zehn Jahren stark in den Vordergrund gerückt.

Forscher haben festgestellt, dass Menschen, in deren Familien Magersucht vorkommt, mit großer Wahrscheinlichkeit selbst eine Magersucht entwickeln. Beispielsweise haben weibliche Angehörige einer anorexiekranken Frau im Vergleich zu Frauen ohne familiäre Belastung ein etwa 11,4-fach erhöhtes Risiko, ebenfalls an Magersucht zu erkranken.

Zwillingsstudien zeigen, ist ein Zwilling betroffen, steigt die Wahrscheinlichkeit, dass auch der andere Zwilling erkrankt, überproportional an. Hierbei hat man festgestellt, dass der Anteil, der genetischen Faktoren bei der Entstehung der Magersucht zwischen 48 % und 76 % beträgt.

Zudem existieren Studien[16] über die Veränderung der Hirnstruktur bei Magersucht. Hierbei kann nur schwer auseinandergehalten werden, was Ursache der Magersucht und was Folge der Abmagerung ist. Man hat eine Abnahme des Hirnvolumens durch das massive Untergewicht festgestellt. Sollten die Betroffenen jedoch wieder zunehmen, erreicht das Gehirn meist die ursprüngliche Größe wieder. Nun hat man die Vermutung, dass bestimmte Hirnregionen dauerhaft kleiner bleiben. Dabei werden zwei Regionen diskutiert: die eine wird mit der mangelnden kognitiven Flexibilität der Magersucht-Patientinnen in Verbindung gebracht, die andere mit der Körperbildstörung. Diese Vermutungen der Veränderung der Hirnstruktur passen zu den Ergebnissen neuropsychologischer Tests. Bei denen man die Aktivierung in den Hirnregionen gemessen hat, während die Versuchspersonen Aufgaben gelöst haben. Zum Beispiel zeigt es bei essgestörten Versuchspersonen eine Aktivierung des Belohnungssystems, wenn ihnen extrem dünne Körpern gezeigt werden. Während es bei Gesunden bei normalgewichtigen Körpern aktiviert ist. Bei einem anderen Test, bei dem die Versuchspersonen bestimmten Zahlen bestimmte Buchstaben zuordnen und dabei zwischen Buchstaben- und Zahlenreihen hin- und herspringen müssen, zeigt sich, dass Magersüchtige deutlich länger brauchen und dabei mehr Fehler machen als die Gesunden. Daraus lässt sich schließen, dass Magersüchtigen das Hin- und Herschalten besonders schwer fällt.[17] Abschließend kann man sagen, dass genetische Einflüsse nicht so verstanden werden dürfen, dass ein Gen zu einer Erkrankung führt. „Man nimmt heute eher an, dass ein Zusammenspiel verschiedener genetischer Komponenten zu einer Disposition führt. „Disposition bedeutet eine Bereitschaft, die im Zusammenspiel mit bestimmten Umgebungsbedingungen zu einer Erkrankung führen kann."[18]

---

[16] Anke Nolte: *Essstörungen – Hilfe bei Anorexie, Bulimie und Binge-Eating*, Berlin 2013, S. 56/57
[17] Vgl. Anke Nolte: *Essstörungen – Hilfe bei Anorexie, Bulimie und Binge-Eating*, Berlin, 2013, S. 55-58
[18] Almut Zeeck: *Essstörungen – Wissen was stimmt*, Freiburg, 2008, S. 75

3.4 Familiäre Faktoren

Noch vor wenigen Jahren galt die Familie, in der ein überbehütender und konfliktvermeidender Stil herrscht, als Hauptursache der Magersucht. Doch Untersuchungen zeigten, dass sich nur in wenigen Familien solche Muster nachweisen ließen. Auch ergaben sich bisher keine Zusammenhänge zwischen der Schwere einer Magersucht und den familiären Schwierigkeiten im Umgang miteinander. Die Strukturen in Familien, in denen eine Essstörung vorkommt, unterscheiden sich nicht von den Strukturen in Familien, in denen niemand an einer Essstörung erkrankt ist. Aus diesen Gründen geht man davon aus, dass es die „Essstörungsfamilie" nicht gibt.

Dennoch bieten bestimmte Verhaltensmuster im Familienleben einen „fruchtbaren Boden". Dies kann bereits im Säuglings- und Kleinkindalter passieren, indem beispielsweise Eltern ihre Kinder nach Plan und nicht nach individuellem Hunger füttern, sie sich große Sorgen um das Gewicht machen oder Süßigkeiten als Erziehungsmaßnahme einsetzen. So können Kindern nicht lernen, ihren Hunger- und Sättigungssignalen zu vertrauen und von emotionalen Zuständen zu trennen.

In anderen Fällen litt oder leidet ein Elternteil bereits an Magersucht. Hier liegt neben einer genetischen Veranlagung auch eine Förderung der Krankheit vor, indem eine stetige Kontrolle des kindlichen Essverhaltens stattfindet oder auch eine Fixierung auf Sport, Gewicht oder Leistung vorgelebt wird.

Aber auch häufige Kommentare über Figur, Gewicht und Essverhalten wirken sich auf die Entstehung eines negativen Körperbildes des Kindes aus. Ebenso wirkt sich ein überstrukturiertes Familienleben auch auf die Entwicklung einer Magersucht aus. Denn eine überstrukturierte Familie empfindet ein starkes Zugehörigkeits- und Einheitsgefühl und die Familie hat eine sehr starke Bindung zueinander. Jedoch führt diese Rahmenbedingung auch dazu, sich nicht mit eigenen Meinungen, Gefühlen oder Bedürfnissen wohl zu fühlen, wenn diese von denen der restlichen Familie abweichen. Das heißt, dass Konflikte ignoriert werden, Gefühle wie Wut und Ärger keinen Raum haben und es schwer fällt Meinungen, Wünsche und Bedürfnisse auszudrücken. Zudem fällt es Mitgliedern einer überstrukturierten Familie schwer, eigene Erfahrungen zu sammeln und sich selbst auszutesten. Es fehlt damit die Entwicklung eines Gefühls für Selbstvertrauen und Unabhängigkeit. Dies führt dazu, dass Übergangsphasen und Änderungen (zum Beispiel eine neue Schule, ein Umzug oder eine Scheidung) besonders schwer fallen und den Einstieg in die Magersucht erleichtern können.[19]

3.5 Psychologische Faktoren

Magersüchtige Menschen zeichnen sich durch bestimmte Charaktermerkmale aus. Sie sind häufig ängstlich, haben ein Mangel an Selbstwertgefühl und ein ausgeprägtes Harmoniebedürfnis. Sie

---

[19] Vgl. Susan Schulherr: *Ess-Störungen für DUMMIES*, Weinheim, 2009, S.82-87

haben zudem ein geringes Selbstbewusstsein, welches zunächst durch die Kontrolle über den eigenen Körper gestärkt wird. Auch haben sie hohe Ansprüche an sich selbst und sind in allen Lebenssituationen perfektionistisch eingestellt. Dadurch wollen sie das als wertlos empfundene „Ich" hinter einer perfekten Fassade verbergen.

Gerade in der Pubertät fühlen sich Magersüchtige oft überfordert, den ihnen gestellten Erwartungen gerecht zu werden, wie zum Beispiel Beziehungen zu Gleichaltrigen aufzubauen oder sich in einer Gruppe zurecht zu finden. Insbesondere Mädchen fühlen sich der körperlichen und psychischen Veränderungen dieser Lebensphase nicht gewachsen. Schuld daran können Überangepasstheit an die Kindheit oder die Kritik von Eltern oder Gleichaltrigen sein.

Magersucht bietet deshalb für viele die Möglichkeit auf die Entwicklungsbremse zu treten, denn durch das extreme Hungern bleibt oft die Periode aus und die schmale Figur entspricht eher der eines Kindes als der einer Frau. Zudem haben sie einen höheren Körperfettanteil und gleichzeitig einen niedrigeren Energieverbrauch als bei Jungen. Das erhöht das Risiko für den Start von Diäten und den Beginn einer Essstörung.

„Traumatisierende Erlebnisse, wie zum Beispiel Scheidung der Eltern oder Tod eines Familienmitgliedes sind häufig genannte psychische Ursachen."[20] Auch kann die Magersucht als Druckmittel gegenüber den Eltern verwendet werden. Dass die Eltern sich Sorgen um ihr hungerndes Kind machen, bemerkt das Kind schnell, jedoch kann die Nahrungsaufnahme von den Eltern nicht erzwungen werden. Dadurch erzielt das Kind eine Machtposition gegenüber den Eltern und lenkt durch die Magersucht auch von Konfliktherden in anderen Familienbereichen ab, denn die Erkrankung rückt in den Mittelpunkt und die anderen Probleme verlieren an Bedeutung.[21]

3.6 Ursachen im Zusammenhang mit Medien

„Du musst dünn sein." Es ist ein Gebot, überall kann man es lesen, sehen und hören: auf Werbeplakaten, im Kino, auf den Laufstegen. Dünn zu sein spielt eine wichtige Rolle: ein Mensch wird danach bewertet. In den Regalen der Supermärkte leuchten einem kalorienreduzierte, fettarme „Light"-Produkte entgegen und in den Modegeschäften findet man kaum noch Klamotten, die größer als die Konfektionsgröße 38 oder 40 sind. Man beginnt selbst an sich zu zweifeln und fragt sich: „Bin ich zu dick im Vergleich zu all den superschlanken Models, Schauspielern und Reportern?" Verstärkt werden diese Zweifel durch Faktoren wie TV, Zeitschriften, Internet und das Schönheitsideal. Die Frauenkörper, die man dort sieht sind jedoch 15 bis 20 % schlanker als die Durchschnittsfrauen. Zudem werden ihre Körper mithilfe von Schminke und Chirurgie

---

[20] http://www.netdoktor.de/krankheiten/magersucht/ursachen/ (Abruf v. 28.05.2017)
[21] Vgl. http://www.netdoktor.de/krankheiten/magersucht/ursachen/ (Abruf v. 28.05.2017)

perfektioniert und die Kleidung, die sie präsentieren, ist für schlanke Modelkörper entworfen, wodurch es für die „normale" Frau so wirkt, als wäre sie viel zu dick für die neuste Mode.

Wie man auch hier nochmals deutlich sieht[22], ist die Beschäftigung mit Medien sehr hoch, insbesondere die Benutzung von Handy und Internet, mit täglich 90 % bzw. 80 % Benutzungsquote. In der heutigen Zeit werden, wie man sieht, viele verschiedene Medien benutzt, die unsere persönliche Kommunikation stark beeinträchtigen oder sogar ersetzen. Mit drei dieser Medien: Fernsehen, Zeitschriften und Internet und deren Einfluss auf den Ausbruch der Krankheit werde ich mich im Folgenden beschäftigen.

3.6.1 Schönheitsideal

Das Schönheitsideal unserer Gesellschaft spielt bei der Häufigkeit von Magersucht sicherlich eine tragende Rolle.

„Wer Modemagazine aufschlägt und unsere Promis in Film und Fernsehen bewundert, sieht fast ausschließlich junge, schöne Menschen mit einem ebenmäßigen Gesicht und vor allem mit einer schlanken Figur. Dünne Beine, dünne Arme, betont dünne Taille und kein Gramm Fett zu viel auf den Rippen"[23] – so sieht man aus, wenn man aus der Welt der Reichen und Schönen kommt. Das Schönheitsideal veränderte sich stark im Laufe der Zeit. Während am Anfang des 19. Jahrhunderts das Schönheitsideal noch kurvige und üppige Brüste waren, veränderte sich dies im Laufe der Zeit und im Laufe der 60er Jahre wurden schlanke Hüften und ein schlanker Bauch zum neuen Trend. Heutzutage dominiert in der westlichen Welt übermäßig Schlankheit als Ideal. Auch spielt das Äußere insgesamt eine wichtigere Rolle als noch vor wenigen Jahrzehnten, was sich auch daran festmachen lässt, dass die Anzahl der Magersüchtigen weiter steigt.

Zudem vermitteln auch Mode, Kosmetik und Schönheitschirurgie ein falsches Schönheitsideal, denn sie „bieten den Verbrauchern an, Wundermittel für die Schönheit zu erwerben"[24], was man sehr deutlich am stetig wachsenden Markt der Schönheitschirurgie sieht.

Schlankheit und Schönheit werden mit Erfolg, Geld und Disziplin verbunden während Übergewicht mit Hänseleien, Diskriminierung und Mobbing verbunden ist. Dadurch wird den Jugendlichen vermittelt, wie wichtig es ist dünn zu sein und gut auszusehen.

3.6.2 Im Zusammenhang mit TV

Fernsehen ist, wie andere Medien auch, Teil des Alltags. In Deutschland sind fast alle Haushalte mit Fernsehgeräten ausgestattet.[25] Die Deutschen schauen im Schnitt 223 Minuten pro Tag Fernsehen.[26]

---

[22] Siehe Anhang 2
[23] https://www.kinder-ratgeber.at/schonheitsideal-und-magersucht/ (Abruf v. 25.05.2017)
[24] https://www.eltern-forum.at/ratgeber-news/anorexie/ (Abruf v. 24.05.2017)
[25] https://www.agf.de/daten/tvdaten/digitalisierungsgrad/ (Abruf v. 24.05.2017)
[26] https://www.agf.de/daten/tvdaten/sehdauer/ (Abruf v. 24.05.2017)

Wobei Jugendliche mit 87 Minuten pro Tag im Vergleich nur wenig Fernsehen schauen, da für sie andere Medien wie Handy und Internet eine bedeutendere Rolle spielen.

Dass Fernsehen einen Einfluss auf die Entstehung der Essstörung hat, zeigte eine Studie[27] auf den Fidschi-Inseln. Die Psychiatrieprofessorin Anne Becker aus Boston hatte 129 junge Frauen auf Fidschi 1995 zu Beginn der TV-Ära befragt und erneut 1998. Das Ergebnis zeigt, dass drei Jahre nach der Einführung des Fernsehens 15% der Teenager versuchten ihr Gewicht (durch Erbrechen) zu kontrollieren, während es zuvor nur drei Prozent waren. Auch lässt sich ein weiterer Zusammenhang darin erkennen, dass die Geschichte des deutschen Fernsehens 1952 mit der Ausstrahlung von Fernsehprogramm begann und zwischen den 1950er und 1970er Jahren die Anzahl neuauftretender Fällen der Magersucht deutlich zunahm.

Der Einfluss des Fernsehens auf die Entstehung einer Magersucht lässt sich besonders auf zwei Faktoren zurückführen – TV-Sendungen und Werbungen.

Als erstes zum Einfluss der TV-Sendungen. Momentan gibt es unzählige TV- Sendungen, die sich mit Ernährung, Gewicht und Schönheit befassen. Auf der einen Seite Sendungen wie „Germanys next Topmodel" und „Das Perfekte Model" – in denen nur besonders schöne und schlanke Frauen eine Chance haben. Auf der anderen Seite Sendungen wie „The Biggest Loser" und „Extrem schwer" – in denen dick sein als etwas nicht Akzeptables verdeutlicht wird. Mittendrin die Kochsendungen wie „Das perfekte Dinner", in denen sich alles ums Essen dreht.

Bei der Studie „Esstörungen und Fernsehen"[28] wurden Betroffene gefragt, welche Sendung sie besonders beeinflusst hat. Während ein Viertel angab, dass keine Sendung einen Einfluss auf ihre Krankheit hatte, sahen drei Viertel einen Zusammenhang. Besonders häufig wurde hierbei die Sendung „Germanys next Topmodel" genannt (39 %), gefolgt von „Extrem schön" (6 %) und „Extrem schwer" (4 %).

Daraufhin wurden die Betroffenen gefragt, wie hoch sie den Einfluss bestimmter medialer Darstellungen einschätzen würden. Dabei wurde darauf geachtet, die Reihenfolge so zu setzten, dass sich unterschiedliche Formate beziehungsweise Mediendarstellungen abwechselten. Daraus ergab sich folgendes Bild[29]: Die Antworten, in Bezug auf TV-Sendungen, zeigten eine sehr deutliche Tendenz: 29 % der Befragten, vor allem die jüngeren gaben an, dass „Germanys next Topmodel" einen „sehr starken Einfluss" hatte und auf weitere 32 % hatte sie „etwas Einfluss". Gefolgt von „Der Bachelor" und „red!", die beide einen Einfluss auf 19 % der Betroffenen hatten. Hier zeigt sich schon deutlich, was im TV, den stärksten Einfluss auf die Magersucht hat: junge,

---

[27] https://www.welt.de/print-welt/article544995/Fernsehen-erzeugt-Essstoerungen-bei-Maedchen-auf-Fidschi.html (Abruf v. 24.05.2017)
[28] http://www.bronline.de/jugend/izi/deutsch/publikation/Fernsehen_Essstoerungen/Warum_seh_ich_nicht_so_aus.pdf, 24.05.2017.
[29] Siehe Anhang 3

dünne, schöne Models und Schauspielerinnen. Zudem sieht man in fast jeder Serie, in fast jedem Film und fast jedem Star-Magazin durchweg nur schlanke Schauspielerinnen und Moderatorinnen, die oftmals ungesund-magersüchtig aussehen. Sind sie es nicht, bedeutet dies meist ein Karriereknick.

„Vor allem junge Frauen und Mädchen befinden sich in einer Lebensphase, in der Idole gesucht werden. Diese Idole werden kopiert und Ihnen wird nachgeeifert – sind diese Schauspielerinnen übermäßig dünn, dann wird genau deren Aussehen als Ideal wahrgenommen. Das heißt Mädchen und junge Frauen bekommen durch die Medien bestimmte Schönheitsmuster präsentiert und sind nicht zuletzt daher die anfälligste Gruppe für Magersucht."[30]

Zudem gab es beispielsweise in „Gute Zeiten Schlechte Zeiten" die Thematik der Bulimie, an der die Figur „Lily Seefeld" zwei Jahre lang erkrankt war. Einzelne Teilnehmer der Studie „Essstörung und Fernsehen" sahen eine Beeinflussung durch die Krankheit der Hauptperson und bei zwei Fällen wurde „Gute Zeiten Schlechte Zeiten" zum konkreten Anlass genommen, sich das erste Mal selbst herbeigeführt zu übergeben. „Vermutlich waren es identifikatorische Prozesse, aufbauend auf der wahrgenommenen Ähnlichkeit zur sensiblen und strebsamen Fernsehfigur."[31] Wobei man auch beachten muss, dass bei vielen TV-Sendungen, wie „Extrem schwer" oder „Extrem schön", mehr als die Hälfte der Befragten angaben, dadurch nicht beeinflusst worden zu sein. Das heißt, nicht immer spielen TV-Sendungen bei der Entwicklung der Magersucht eine entscheidende Rolle.

Neben TV-Sendungen hat auch Werbung eine gewisse Wirkung. Schaut man einen Film auf Pro7, RTL etc. ist man darauf eingestellt, alle 20 Minuten fünf Minuten lang Werbung zu sehen. Hier sieht man dann Werbungen für Abnehmkurse im Internet, Diät-Pillen oder schlanke, schöne Darstellerinnen, die versuchen uns irgendetwas zu verkaufen – dadurch wird den Verbrauchern gezeigt, dass ein gutes Äußeres das Wichtigste überhaupt ist.

Vor allem Frauen wurden dabei schon immer an ihrem Aussehen gemessen und sind daher vorrangige Adressatinnen der Werbung. Fit, schlank und schön – das zeigt die Werbung, die damit einen negativen Einfluss auf unsere Körperzufriedenheit aufweist, was auch eine Studie[32] zeigt. An dieser nahmen 160 Mädchen und 197 Jungen zwischen 13 und 15 Jahren teil. Ihnen wurden 20 Werbespots gezeigt mit dünnen, dem Schlankheitsideal entsprechenden Darstellerinnen und 20 Spots ohne Darstellerinnen, die diesem Körperideal entsprechen. Nach dem Konsum der Werbung zeigte sich, dass die Teilnehmerinnen nach dem Spot mit den schlanken Vorbildern eine geringere Körperzufriedenheit aufwiesen.

---

[30] https://www.eltern-forum.at/ratgeber-news/anorexie/ (Abruf v. 26.05.2017)
[31] http://www.br-online.de/jugend/izi/deutsch/publikation/Fernsehen_Essstoerungen/Warum_seh_ich_nicht_so_aus.pdf , S. 67
[32] Siehe: Unterdorfer, Susan, Deutinger, Maria: *Wahnsinnig schön, Schönheitssucht, Jugendwahn & Körperkult*, Goldegg Verlag, Wien, 2009, S. 79

Das heißt letztendlich lässt sich sagen, dass der Fernseher einen großen Einfluss auf die Menschen hat. Das Fernsehen übermittelt auf verschiedene Art und Weise ein gewisses Schönheitsideal, dünn entspricht schön und dick entspricht nicht erstrebenswert, und zeigt Vorbilder, die an der selben/ähnlichen Krankheit erkrankt sind. Dadurch fühlen sich vor allem Jugendliche weniger schön, wenn sie mehr Gewicht haben und lassen sich von Film und Vorbild beeinflussen, so dass sie alles daran setzen auch dünn und schön zu sein.

3.6.3 Im Zusammenhang mit Zeitschriften

34,74 Millionen Menschen lasen im Jahr 2013 mehrmals wöchentlich Zeitschriften und Illustrierte. Dabei gehören vor allem wöchentliche Frauen- und Modezeitschriften zu den beliebtesten Zeitschriftenarten in Deutschland.

Die „Bild der Frau" zum Beispiel ist mit mehr als 740.000 verkauften Exemplaren im Quartal auf Platz Eins der wöchentlich erschienenen Frauenzeitschriften und gehört damit sogar zu den auflagestärksten Zeitschriften in Deutschland. Neben der „Bild der Frau", gehören auch noch die „Freizeit Revue" und die „Neue Post" mit Platz Zwei und Drei zu den meist verkauften wöchentlichen Frauenzeitschriften.[33] Diese Modezeitschriften enthalten Berichte über aktuelle Trends in der Fashion-Branche, zudem werden auch Themen wie Mode, Partnerschaft, Kochen und gesunde Ernährung behandelt.

Aber auch Fitnesszeitschriften, die sich mit den effektivsten Trainingsmethoden, der bestmöglichen Art der Leistungssteigerung, der gesunden Lebens- und Ernährungsweise und dem Abnehmen beschäftigen, liegen voll im Trend. Dazu gehören zum Beispiel die „Women's Health" und die „Men's Health", die im Monat zusammen 750.000 Mal verkauft werden.[34]

Aufgrund einer Studie der Uni Mainz[35] wird deutlich, dass es einen Zusammenhang zwischen schlankheitsbetonten Medien, insbesondere Zeitschriften, und der Magersucht gibt. Bei dieser Studie wurden Frauen mit Essstörungen (Magersucht, Bulimie und Binge-Eating), Frauen ohne Essstörung und Frauen, mit nicht so stark ausgeprägten Symptomen einer Essstörung auf Unterschiede bezüglich des Medienkonsums und sozialer Vergleichsprozesse untersucht. Gleichzeitig untersuchte man den Zusammenhang zwischen Medien und Essstörungen. Dabei zeigte sich, dass vor allem die Frauen mit Magersucht und Bulimie häufiger Zeitschriften, besonders Mode-/Frauen- und Fitnesszeitschriften, lasen als die Frauen ohne Essstörung. Des Weiteren fiel auf, dass sich Essgestörte häufiger mit anderen Frauen, vor allem Models aus TV und Zeitschriften verglichen. Jedoch zeigten sich nur geringe Zusammenhänge zwischen dem Lesen von Zeitschriften und Essstörungssymptomen wie dem „schlank sein wollen". Während das Lesen von

---

[33] https://de.statista.com/themen/3439/mode-und-frauenzeitschriften/ (Abruf v. 26.05.2017)
[34] http://www.mps-anzeigen.de/sixcms/media.php/202/MENSHEALTH_D_2017-s.pdf (Abruf v. 26.05.2017)
[35] http://www.ess-stoerung.de/ErgebnisStudieUniMainz.htm (Abruf v. 26.05.2017)

Mode- und Frauenzeitschriften in keinem Zusammenhang mit den Essstörungssymptomen stand, wies das Lesen von Fitnesszeitschriften einen geringen Zusammenhang auf.

Auch die bereits oben verwendete Statistik[36] zeigt, dass rund 60% der Befragten angaben, dass Bilder in Modezeitschriften einen Einfluss auf ihre Magersucht hatten. Das heißt Zeitschriften haben einen großen Einfluss auf den Ausbruch einer Magersucht. Die Bedeutung von Schlanksein hat einen ungeheuren Einfluss auf die Frauen und kann durch Zeitschriften sehr leicht veranschaulicht werden.

Schaut man sich Zeitschriften mal genauer an, fällt es sehr schwer, eine zu finden, die keine Diät-Tipps beinhalten und es fällt besonders das Gewicht und das Aussehen der abgelichteten Models auf, die die Mode präsentieren. Daraufhin sollte man sich die Frage stellen, ob man in seinem Umfeld eher Frauen mit derartigen Schlankheitsidealen oder aber normal aussehende Frauen finden wird. Das Zusammenspiel dieser zwei Faktoren ist der wichtigste Einfluss der Zeitschriften auf den Ausbruch der Krankheit. Für Zeitschriften werden selbst die schlanksten Topmodels mit Photoshop noch schlanker, die Beine noch länger und die Brust noch größer. Das Ergebnis sind realitätsferne Körperformen, die oftmals vor allem von jungen Frauen und Mädchen als Vorbild genommen werden. Denn dadurch wird das Bild übermittelt, wer schlank und schön ist, automatisch auch beliebter und beruflich erfolgreicher ist, während dicke Frauen oftmals als „graue Maus" dargestellt werden. Wenn dann fünf Seiten später diverse Diäten angepriesen werden, um genau diesen schönen Körper und die damit anscheinend verbundene Beliebtheit zu erlangen, setzen viele daran, diese Diäten dann auch in die Tat umzusetzen. Zudem sind viele Jugendliche sowieso unzufrieden mit ihrem Körper und fühlen sich von der Gesellschaft negativ bewertet. Der Beginn einer Diät ist der häufigste Weg in die Magersucht, der zudem durch Lob und Anerkennung anderer verstärkt wird.

3.6.4 Im Zusammenhang mit dem Internet

Seit vielen Jahren gibt es Internetseiten, die Essstörungen, insbesondere Magersucht, als etwas Erstrebenswertes propagieren. Dabei handelt es sich um die „Pro Ana" Bewegung, die in den 1990er Jahren in den USA entstanden und seit ungefähr 2001 auch in deutschen Foren vertreten ist. Pro bedeutet dabei „für etwas zu sein" und „Ana" steht dabei für die Personifikation der Magersucht. Die Anhänger sind größtenteils Frauen, nur vereinzelt Männer, die meist selbst an Magersucht leiden. Den Betroffenen ist dies auch durchaus bewusst, jedoch wollen sie nicht geheilt sondern noch dünner werden.[37]

2006/2007 wurden insgesamt 207 deutschsprachige Pro-Ana-Websites durch jugendschutz.net untersucht, die immer wiederkehrende Inhalte feststellte. Zum Beispiel gewisse Standardtexte, die

---

[36] siehe Anhang 3
[37] Vgl. https://de.wikipedia.org/wiki/Pro-Ana (Abruf v. 25.05.2017)

über die Websites verbreitet werden. Dazu gehören die zehn Ana Gebote, die durch Anzahl und Bezeichnung einen Bezug zur christlichen Religion herstellen sollen. Sie enthalten Empfehlungen bzw. Gebote, wie zum Beispiel: „Wenn du nicht dünn bist, bist du nicht attraktiv" oder „Du sollst nicht essen ohne dich schuldig zu fühlen". Hinzu kommen Tipps und Tricks, welche Nahrungsmittel gegessen werden sollten, wie man seine Magersucht vor den Eltern verstecken kann, aber auch Ratschläge, wie man den Hunger aushalten kann. Zudem gibt es eine Fotogalerie, in der oftmals Fotos von untergewichtigen Stars, Models und anderen Menschen im fortgeschrittenen Stadium der Magersucht gezeigt werden.[38]

Nicht jeder kann in eine solche Gruppe aufgenommen werden. Oftmals habe ich gelesen: „Wenn du dich in einer Therapie befindest, dann bitte ich dich diese Seite zu verlassen." Zudem sind solche Seiten in der Regel durch Passwörter geschützt, die erst nach genauer Prüfung des Mitglieds vergeben werden. Unter anderem wird meist nach dem aktuellen, dem ehemals höchsten und dem niedrigsten Gewicht gefragt.

Ich selbst habe versucht über ein Forum Mitglied einer Pro-Ana-WhatsApp-Gruppe zu werden, jedoch entsprach ich mit knapp 60 Kilogramm und einer Körpergröße von 1,70 Meter nicht ihrer Vorstellung – ich war demnach zu schwer. Das allein war nicht das Schlimme daran. Sie empfahlen mir mein Gewicht auf 48 Kilogramm zu reduzieren. Das entspricht einem BMI von 16,61 kg/m², bei dem mir jeder Arzt empfehlen würde, mich sofort in ärztliche Behandlung zu begeben.

Oftmals wird darüber diskutiert, Pro-Ana Seiten zu verbieten, jedoch ist man sich nicht sicher, ob der Besuch solcher Seiten, Menschen, die eine entsprechende Bereitschaft mitbringen, wirklich in die Magersucht hineinführt. Jedoch gibt es genug Experten, wie zum Beispiel Georg Ernst Jacoby, Chefarzt an der Klinik am Korso, einer Fachklinik, die auf Essstörungen spezialisiert ist, welche davor warnen, dass solche Seiten Magersüchtige nicht nur weiter in die Krankheit hineinziehen, sondern auch Gesunde zur Magersucht verführt.

Dazu gibt es neben diesen Pro-Ana Seiten, die einen Einfluss auf die Entwicklung der Magersucht haben können, auch gewisse Magertrends. Das Ziel der Magertrends im Internet ist das veröffentlichen von Bildern, mit denen Menschen, vor allem Mädchen, zeigen, wie knochig der weibliche Körper sein kann, wobei knochig nicht für zu dünn oder kränklich, sondern für ein Schönheitsideal steht. Der aktuellste Magertrend ist momentan die „Collarbone Challenge"[39]. Das sichtbare Erkennungszeichen dieser Challenge ist hierbei, das Ziel einen Stapel Münzen auf dem Schlüsselbein halten zu können. Wer das nicht schafft, ist raus. Die größte Gefahr dieser Bilder sehen Experten darin, dass sie Menschen ohne Magersucht, unzufrieden mit ihrem Körper machen.

---

[38] Vgl. Almut Zeeck: *Essstörungen – Wissen was stimmt*, Freiburg, 2008, S. 69-73
[39] Vgl. http://www.rp-online.de/leben/gesundheit/ernaehrung/collarbone-challenge-der-neue-magertrend-im-internet-aid-1.5247826 (Abruf v. 26.05.2017)

Was auch durch Studien bestätigt wurde, die zeigen, dass die Unzufriedenheit nach dem Betrachten solcher Bilder bei jungen Testpersonen stark gestiegen ist.

4. Fazit: Magersucht eine Modeerkrankung?

„Als Modeerkrankungen werden Erkrankungen mit häufig unscharf definierten Symptomen verstanden, die wie eine Mode räumlich oder zeitlich begrenzt gehäuft auftreten."

Es ist fraglich zu sagen, ob Magersucht eine Modeerkrankung im Sinne der vorhergehenden Definition ist.

Zunächst spricht die Aussage „unscharf definierte Symptome" dagegen. Magersucht hat gerade durch die internationale Klassifikation psychischer Störungen klar definierte Symptome. Neben den nicht sichtbaren, wie zum Beispiel das Ausbleiben der Periode, gibt es sogar deutlich sichtbare, wie extremes Untergewicht, das vermutlich jedem auffällt. Zudem ist Magersucht eine schwerwiegende Krankheit, die letztendlich zum Tod führen kann.

Betrachtet man nun den zweiten Teil der Definition genauer: „Erkrankungen (..), die wie eine Mode räumlich oder zeitlich begrenzt gehäuft auftreten.". Diese Definition lässt sich nicht so einfach bejahen, da es Magersucht theoretisch schon etwas länger gibt (circa Mittelalter). Allerdings wurde damals extremes Fasten mit der Religion verbunden und hatte letztendlich nichts mit einer Psychogenese, wie der heutigen Magersucht, zu tun. Erst zwischen den 1950er bis 1970er Jahren nahmen die Fälle der an Magersucht erkrankten Personen zu. Während am Anfang des 19. Jahrhunderts das Schönheitsideal noch kurvige und üppige Brüste waren, veränderte sich dieses im Laufe der Zeit. In den 60er Jahren wurden schlanke Hüften und ein schlanker Bauch zum neuen Trend. Womit letztendlich die extreme Zunahme an Magersüchtigen in diesem Zeitraum auf den neuen Trend in Deutschland, ein neues Schönheitsideal zurückzuführen ist. Ungefähr zeitgleich kam das Fernsehen, ab 1970 auch das Internet – und somit immer mehr Medien, die dieses unrealistische Schönheitsideal verbreiten. Den Menschen der damaligen Zeit und vor allem den Frauen, erschien dieses Ideal als normal. Sie versuchten sich anzupassen und auch „schön" zu sein.

Daraus lässt sich schließen, dass die Magersucht doch einem gewissen Modetrend gefolgt ist.

Auf der anderen Seite gaben auch viele Magersüchtige an, dass es ihnen gerade nicht um ihre Schönheit ginge, sondern um den Wunsch nach Kontrolle.

Des Weiteren ist der Schlankheitswahn bei weitem nicht der einzige Faktor bei der Entstehung einer Magersucht. Es gibt viele verschiedene Ursachen (familiäre, biologische, etc.), die eine Magersucht auslösen können. Bei den meisten liegt eine genetische Disposition vor und es ist oftmals ein Zusammenspiel aus mehreren verschiedenen Ursachen.

Aus diesen Gründen lässt sich eindeutig sagen, dass Magersucht letztendlich keine „wirkliche" Modeerkrankung ist, auch wenn zunächst dieser Eindruck aufgrund des Schönheitsideals und der Medien vermittelt wird.

Allerdings haben das heutige Schönheitsideal und die Medien einen großen Beitrag zur Entstehung der Magersucht durch ihren leichten Einfluss auf die Menschen geleistet. Deswegen versuchen mittlerweile verschiedene Initiativen dagegen anzukommen. Beispielsweise gab es in Frankreich ein Verbot für zu dünne Models auf Laufstegen und Werbungen. Es muss fortan ein Attest verlangt werden, in dem der Arzt den Gesundheitszustand des Models bescheinigen muss. Ebenfalls müssen Fotos in Werbung, Medien und Internet, die bearbeitet wurden, ab sofort mit dem Hinweis „retuschiert" versehen werden. Dies erscheint mir der richtige Weg zur Bekämpfung der einen Ursache der Magersucht im Bereich des Schönheitsideals und der Medien zu sein.

5. Literaturverzeichnis

Klosinski, Gunther: *Pubertät heute*, Kösel, München, 2004

Zeeck, Almut: *Essstörungen – Wissen was stimmt*, Herder, Freiburg, 2008

Didou-Manent, Michele, Ky, Tran, Robert Herve: *Dick oder dünn? – Körperkult im Wandel der Zeit*, Knesbeck, München, 1998

Schulherr, Susan: *Ess-Störungen für DUMMIES*, WILEY-VCH, Weihnheim, 2009

Anke Nolte: Essstörungen – *Hilfe bei Anorexie, Bulimie und Binge-Eating*, Stiftung Warentest, Berlin, 2013

Hauner, Andrea, Reichart, Elke: *Bodytalk – der riskante Kult um Körper und Schönheit*, Hanser, München, 2004

Butcher, James N., Mineka, Susan, Hooley, Jill M.: *Klinische Psychologie*, Pearson Studium, München, 2009

Unterdorfer, Susan, Deutinger, Maria: *Wahnsinnig schön, Schönheitssucht, Jugendwahn & Körperkult*, Goldegg Verlag, Wien, 2009

Prof. Dr. Elisabeth Pott: *Essstörungen Informationen*, BZGA, Köln, 2010

BZGA: *Essstörungen - Was ist das?*, Köln, 2016

Internetquellen:
https://www.eltern-forum.at/ratgeber-news/anorexie/, 24.05.2017
https://www.agf.de/daten/tvdaten/, 24.05.2017
http://andreas-woeller.de/anorexia_nervosa.htm, 24.05.2017
http://www.magersucht.de/krankheit/allgemein.php, 25.05.2017
http://www.netdoktor.de/krankheiten/magersucht/ursachen/, 25.05.2017
https://de.wikipedia.org/wiki/Modekrankheit, 25.05.2017
https://www.kinder-ratgeber.at/schonheitsideal-und-magersucht/, 25.05.2017
http://www.ess-stoerung.de/ErgebnisStudieUniMainz.htm, 26.05.2017

http://www.rp-online.de/leben/gesundheit/ernaehrung/collarbone-challenge-der-neue-magertrend-im-internet-aid-1.5247826, 28.05.2017

http://www.liebfrauenschule-sigmaringen.de/documents/files/sem_bianca15-de-2015-10-13.pdf, 29.05.2017

https://www.gesundheit.gv.at/leben/ernaehrung/info/warum-essen-wir, 29.05.2017

https://de.statista.com/themen/3439/mode-und-frauenzeitschriften/, 29.05.2017

http://andreas-woeller.de/anorexia_nervosa.htm, 29.05.2017

https://www.eltern-forum.at/ratgeber-news/anorexie/, 29.05.2017

http://crazytwins4ana.myblog.de/crazytwins4ana/page/1745756/die-geschichte-der-magersucht, 29.05.2017

http://www.br-online.de/jugend/izi/deutsch/publikation/Fernsehen_Essstoerungen/Warum_seh_ich_nicht_so_aus.pdf 29.05.2017

http://www.theeuropean.de/nora-burgard/8966-magersucht-und-essstoerungen-im-21-jahrhundert, 29.05.2017

http://psychotherapie-mainz.de/es_medien_studie1.html, 29.05.2017

http://web4health.info/de/answers/ed-anorexia-history.htm, 29.05.2017

https://www.welt.de/print-welt/article544995/Fernsehen-erzeugt-Essstoerungen-bei-Maedchen-auf-Fidschi.html 29.05.2017

Und noch einen herzlichen Dank auch an Miriam Kettner, die mit mir sehr offen über die Krankheit gesprochen hat und mit Rat und Tat zur Seite stand.

Anhang 1: Interview mit Miriam Kettner

Fragen – Seminararbeit: „Magersucht - eine Modeerkrankung?"

1. Mehr Frauen oder Männer als Patienten, Durchschnittsalter?

   → WARUM? (mehr Frauen o. Männer – persönlicher Eindruck)
   → sie behandeln nur Frauen – warum keine Männer?
   → Warum grade häufigste Altersgruppe 15-25?

2. Erkennt man selbst, dass man an krank ist oder ist man „gefangen" von seinem Denken?

3. Symptome der Magersucht

   (außer dem Nichts-Essen-Wollen)
   → ist es wirklich so, dass die Kranken sich als „zu dick" wahrnehmen?

4. Mögliche Folgen einer Magersucht?

   (sowohl vom Aussehen als auch im Körper)

5. Wie behandeln sie ihre Patienten?

   → individuelle Behandlung?
   → Wie gehen sie mit Angehörigen um?

6. Kann man sich bei der Magersucht auf eine Ursache beschränken oder sind es mehrere Faktoren, die einen Einfluss auf den Ausbruch der Krankheit haben?

   (→ Magersucht im Zusammenhang mit Problemen/Situationen)

   6.1 ☐ Ja wie ? Und wie kann man dann darauf „eingehen"?

   6.2 ☐ Nein, wie kann man dann darauf eingehen?

   6.3 Was sind die häufigsten Ursachen einer Magersucht

   (**Biologische Faktoren?** = genetische Veranlagung; **familiäre Faktoren?** = hohe Leistungsorientiertheit, Überbehütung; **individuelle Faktoren** = mangelndes Selbstbewusstsein?)

7. Braucht man eine genetische Veranlagung um überhaupt an dieser Krankheit zu erkranken?

8. Sind Medien verantwortlich für das verstärkte Auftreten von Magersucht?

   8.1 Inwiefern verantwortlich?

   8.2 ☐ ja, durch welche Art der Medien (Zeitschriften; TV- Sendungen;..?)

   8.3 ☐ nein, warum nicht?

9. Inwieweit bewirkt unser heutiges Schönheitsideal (Dünn = schön?) eine Magersucht?

   9.1 Diättipps in Zeitschriften hilfreich o. schädlich?

   → Konsum von Modemagazinen im Zusammenhang mit Gewichtsproblemen

Anhang 2: Medienbeschäftigung in der Freizeit 2015

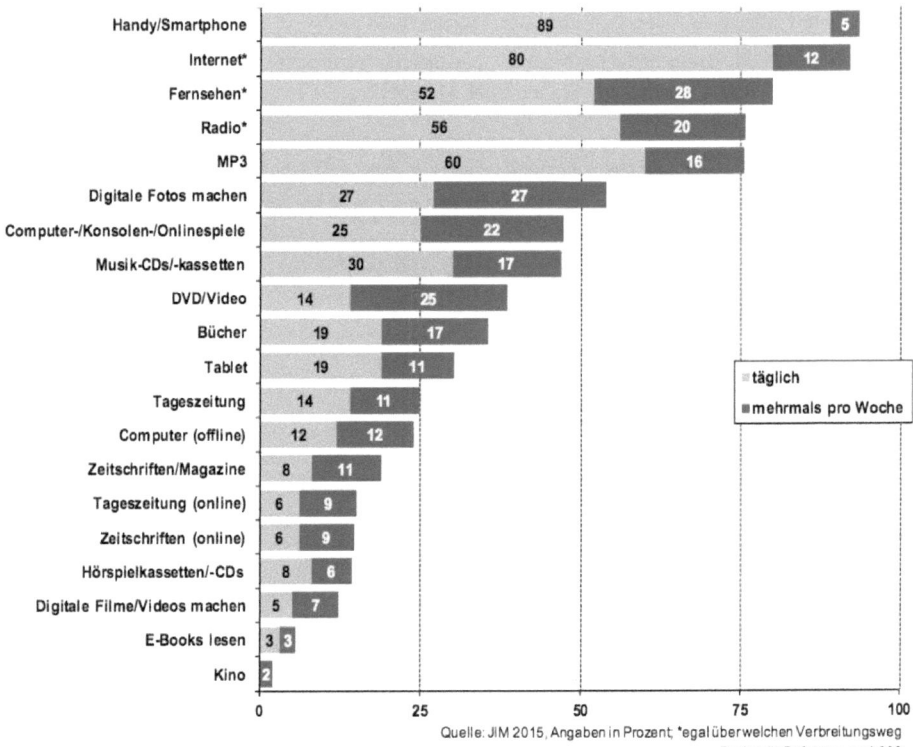

Quelle: JIM 2015, Angaben in Prozent; *egal über welchen Verbreitungsweg
Basis: alle Befragten, n=1.200

Anhang 3: Statistik zum Einfluss der Mediendarstellung auf Essstörungen

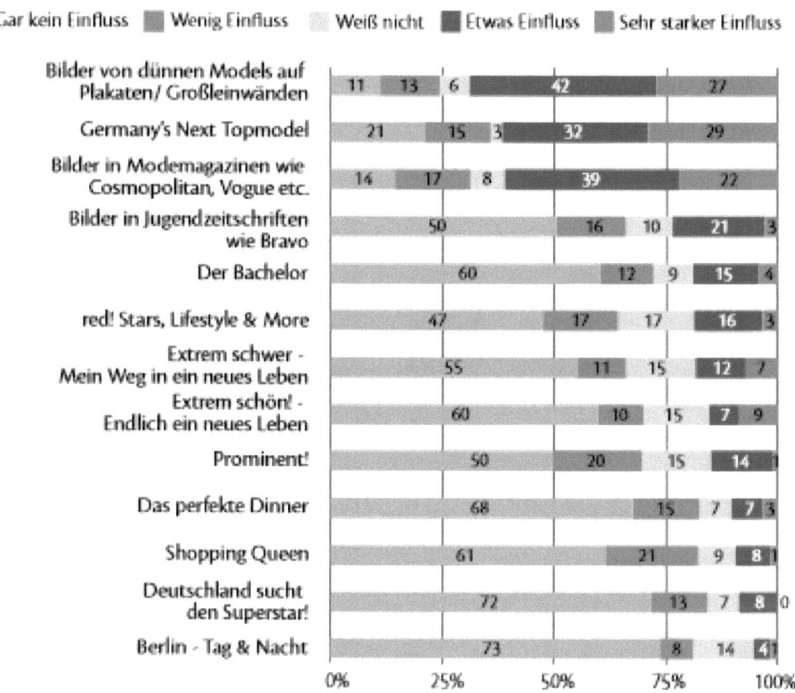

http://www.br-online.de/jugend/izi/deutsch/publikation/Fernsehen_Essstoerungen/Warum_seh_ich_nicht_so_aus.pdf, S. 54

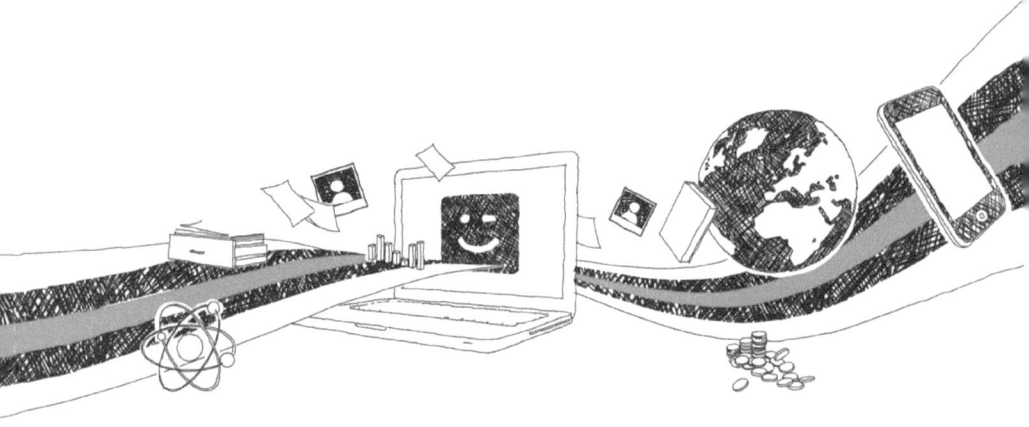